Unlock Your Inner Radiance: A Simple Guide to Enhancing Your Natural Beauty

మీ లోపలి కాంతిని విప్పండి: మీ సహజ అందాన్ని పెంచడానికి ఒక సులభమైన మార్గదర్శి

Lalitha Kumari

Copyright © [2023]

Title: Unlock Your Inner Radiance: A Simple Guide to Enhancing Your Natural Beauty

Author's: Lalitha Kumari

All rights reserved. No part of this publication may be reproduced, stored in a retrieval system, or transmitted in any form or by any means, electronic, mechanical, photocopying, recording, or otherwise, without the prior written permission of the publisher or author, except in the case of brief quotations embodied in critical reviews and certain other non-commercial uses permitted by copyright law.

This book was printed and published by [Publisher's: **Lalitha Kumari**] in [2023]

ISBN:

TABLE OF CONTENT

Chapter 1: Introduction   09

- Defining inner radiance and its benefits
- Dispelling myths and unrealistic beauty standards
- Embracing your unique beauty and individuality
- Recognizing the connection between inner and outer well-being

Chapter 2: Self-Love and Confidence   17

- Cultivating self-compassion and acceptance
- Identifying and challenging negative self-talk
- Building self-confidence through positive affirmations and journaling
- Recognizing and celebrating your strengths and accomplishments

Chapter 3: Holistic Wellness for Inner Radiance   25

- The importance of a balanced lifestyle for beauty
- Nutritional tips for healthy, glowing skin
- Exercise and movement for physical and mental well-being
- Relaxation techniques for stress management and inner peace

Chapter 4: Radiant Skin 34

- Understanding your skin type and its specific needs
- Building a personalized skincare routine with effective cleansing, moisturizing, and protection
- Addressing common skin concerns such as acne, dryness, and wrinkles
- Natural and DIY beauty remedies for skin care

Chapter 5: Enhancing Your Natural Features 43

- Makeup tips and techniques for highlighting your natural beauty
- Mastering the art of brows, eyes, lashes, and lips
- Choosing the right colors and products for your skin tone and features
- Maintaining healthy hair and nails for a polished look

Chapter 6: Cultivating Inner Beauty 50

- Exploring mindfulness and meditation practices for inner peace
- Engaging in activities you love and bring you joy
- Building confidence through personal growth and learning new skills
- Connecting with nature and appreciating its beauty

Chapter 7: Embracing Your Radiant Self   58

Celebrating your achievements and progress on your journey

Sharing your inner radiance with others through kindness and compassion

Inspiring others to embrace their own unique beauty

Maintaining a positive outlook and continuing to shine from within

విషయ సూచిక

అధ్యాయం 1: పరిచయం

- అంతర్గత కాంతి నిర్వచనం మరియు దాని ప్రయోజనాలు
- అవాస్తవిక అందం ప్రమాణాలను తొలగించడం
- మీ ప్రత్యేకమైన అందం మరియు వ్యక్తిత్వాన్ని ఆస్వాదించడం
- అంతర్గత మరియు బాహ్య శ్రేయస్సు మధ్య సంబంధాన్ని గుర్తించడం

అధ్యాయం 2: స్వీయ ప్రేమ మరియు విశ్వాసం

- స్వీయ కరుణ మరియు ఆమోదాన్ని పెంపొందించడం
- ప్రతికూల స్వీయ-మాటను గుర్తించడం మరియు సవాలు చేయడం
- సానుకూల ధృవీకరణలు మరియు జర్నలింగ్ ద్వారా స్వీయ-విశ్వాసాన్ని పెంచుకోవడం
- మీ బలం మరియు సాధనలను గుర్తించడం మరియు జరుపుకోవడం

అధ్యాయం 3: అంతర్గత కాంతి కోసం సమగ్ర ఆరోగ్యం

- అందానికి సమతుల్య జీవనశైలి యొక్క ప్రాముఖ్యత
- ఆరోగ్యకరమైన, కాంతివంతమైన చర్మం కోసం పోషక సలహాలు
- శారీరక మరియు మానసిక శ్రేయస్సు కోసం వ్యాయామం మరియు కదలిక
- ఒత్తిడి నిర్వహణ మరియు అంతర్గత శాంతి కోసం విశ్రాంతి పద్ధతులు

అధ్యాయం 4: కాంతివంతమైన చర్మం

మీ చర్మ రకం మరియు దాని ప్రత్యేక అవసరాలను అర్థం చేసుకోవడం

శుభ్రపరచడం, తేమ చేయడం మరియు రక్షణతో సమర్థవంతమైన చర్మ సంరక్షణ దినచర్యను నిర్మించడం

మొటిమలు, పొడిబారడం, ముడుతలు వంటి సాధారణ చర్మ సమస్యలను పరిష్కరించడం

చర్మ సంరక్షణ కోసం సహజ మరియు DIY అందం పరిష్కారాలు

అధ్యాయం 5: మీ సహజ లక్షణాలను మెరుగుపరచడం

- మీ సహజ అందాన్ని హైలైట్ చేయడానికి మేకప్ చిట్కాలు మరియు పద్ధతులు
- బ్రౌస్, కళ్ళు, గాయాలు మరియు పెదాల కళను నేర్చుకోవడం
- మీ చర్మ టోన్ మరియు ఫీచర్‌లకు సరైన రంగులు మరియు ఉత్పత్తులను ఎంచుకోవడం
- పాలిష్ లుక్ కోసం ఆరోగ్యకరమైన జుట్టు మరియు గోళ్లను కాపాడుకోవడం

అధ్యాయం 6: అంతర్గత అందం పెంపొందించడం

- అంతర్గత శాంతి కోసం ధ్యానం మరియు ధ్యాన పద్ధతులను అన్వేషించడం
- మీకు ఇష్టమైన కార్యకలాపాలలో పాల్గొనడం మరియు మీకు ఆనందాన్ని కలిగించడం
- వ్యక్తిగత పెరుగుదల మరియు కొత్త నైపుణ్యాలను నేర్చుకోవడం ద్వారా విశ్వాసాన్ని పెంపొందించడం
- ప్రకృతితో కనెక్ట్ అవ్వడం మరియు దాని అందాన్ని అభినందించడం

అధ్యాయం 7: కాంతివంతమైన మీ స్వీయకృతిని స్వీకరించడం

- మీ ప్రయాణంలో సాధించిన విజయాలు మరియు పురోగతిని జరుపుకోవడం
- దయ మరియు సానుభూతి ద్వారా మీ అంతర్గత కాంతిని ఇతరులతో పంచుకోవడం
- ఇతరులను వారి స్వంత ప్రత్యేకమైన అందాన్ని స్వీకరించేలా ప్రేరేపించడం
- సానుకూల దృక్పథాన్ని కొనసాగించడం మరియు లోపల నుండి ప్రకాశించడం

Chapter 1: Introduction

అధ్యాయం 1: పరిచయం

అంతర్గత కాంతి నిర్వచనం మరియు దాని ప్రయోజనాలు

అంతర్గత కాంతి అనేది ఒక వస్తువు యొక్క స్వంత ప్రకాశం ద్వారా ఉత్పత్తి చేయబడిన కాంతి. ఇది వస్తువు యొక్క ఉపరితలం ద్వారా ప్రతిబింబించే కాంతి కాదు, కానీ వస్తువు యొక్క లోపలి భాగాల నుండి ఉత్పత్తి అయ్యే కాంతి.

అంతర్గత కాంతిని ఉత్పత్తి చేసే వస్తువులను అంతర్గత కాంతి వనరులు అంటారు. అంతర్గత కాంతి వనరులలో కొన్ని:

- సూర్యుడు: సూర్యుడు ఒక అంతర్గత కాంతి వనరు. సూర్యుని కేంద్రంలోని థర్మోన్యూక్లియర్ రియాక్షన్ల ద్వారా కాంతి ఉత్పత్తి అవుతుంది.
- బల్బులు: బల్బులు ఒక రకమైన అంతర్గత కాంతి వనరు. బల్బ్ లోని ఫిలమెంట్ వేడి చేయబడినప్పుడు కాంతి ఉత్పత్తి అవుతుంది.
- నక్షత్రాలు: నక్షత్రాలు కూడా అంతర్గత కాంతి వనరులు. నక్షత్రాల కేంద్రంలోని థర్మోన్యూక్లియర్ రియాక్షన్ల ద్వారా కాంతి ఉత్పత్తి అవుతుంది.
- దీపాలు: దీపాలు ఒక రకమైన అంతర్గత కాంతి వనరు. దీపంలోని ఫిలమెంట్ వేడి చేయబడినప్పుడు కాంతి ఉత్పత్తి అవుతుంది.

అంతర్గత కాంతి అనేక ప్రయోజనాలను కలిగి ఉంది. అంతర్గత కాంతి వనరులు ఒక ప్రదేశాన్ని ప్రకాశవంతం చేయడానికి ఉపయోగించవచ్చు. అంతర్గత కాంతి వనరులు ఉష్ణాన్ని ఉత్పత్తి చేయడానికి కూడా ఉపయోగించవచ్చు. అంతర్గత కాంతి వనరులు వస్తువులను చూడటానికి ఉపయోగించవచ్చు.

అంతర్గత కాంతి యొక్క కొన్ని ప్రయోజనాలు ఇక్కడ ఉన్నాయి:

- ప్రకాశం: అంతర్గత కాంతి వనరులు ఒక ప్రదేశాన్ని ప్రకాశవంతం చేయడానికి ఉపయోగించవచ్చు. ఉదాహరణకు, బల్బ్లు మరియు దీపాలు ఇంటిని ప్రకాశవంతం చేయడానికి ఉపయోగించబడతాయి.
- ఉష్ణం: అంతర్గత కాంతి వనరులు ఉష్ణాన్ని ఉత్పత్తి చేయడానికి కూడా ఉపయోగించవచ్చు. ఉదాహరణకు, అగ్ని మరియు స్టౌలు వంట చేయడానికి ఉపయోగించబడతాయి.
- దృష్టి: అంతర్గత కాంతి వనరులు వస్తువులను చూడటానికి ఉపయోగించవచ్చు. ఉదాహరణకు, సూర్యుడు మరియు నక్షత్రాలు మనకు దృష్టిని అందిస్తాయి.

అవాస్తవిక అందం ప్రమాణాలను తొలగించడం

అందం అనేది ఒక వ్యక్తిగత అభిప్రాయం. అయితే, మీడియా మరియు సామాజిక మీడియా ద్వారా అవాస్తవిక అందం ప్రమాణాలు ప్రచారం చేయబడుతున్నాయి. ఈ ప్రమాణాలు చాలా మంది ప్రజలకు ఒత్తిడిని కలిగిస్తాయి మరియు భావోద్వేగ సమస్యలకు దారితీస్తాయి.

అవాస్తవిక అందం ప్రమాణాలను తొలగించడానికి మనం కొన్ని విషయాలు చేయవచ్చు.

మీడియా మరియు సామాజిక మీడియా యొక్క ప్రభావాన్ని అర్థం చేసుకోండి. మీడియా మరియు సామాజిక మీడియాలో చూపించబడే అందం ప్రమాణాలు నిజ జీవితంలోని అందం ప్రమాణాలకు సరిపోవు. ఈ ప్రమాణాలు కంప్యూటర్ మరియు సాఫ్ట్‌వేర్‌తో మార్చబడతాయి.

మీకు ఏది సహజంగా అందంగా అనిపిస్తుందో గుర్తించండి. మీకు ఏది సహజంగా అందంగా అనిపిస్తుందో గుర్తించడం ద్వారా, మీరు మీ స్వంత అందం ప్రమాణాలను అభివృద్ధి చేయవచ్చు.

మీ స్వంత అందాన్ని ఆస్వాదించండి. మీరు స్వీయ-అభిమానంతో ఉండటం చాలా ముఖ్యం. మీరు మీ స్వంత అందాన్ని ఆస్వాదిస్తే, మీరు అవాస్తవిక అందం ప్రమాణాల నుండి స్వాతంత్ర్యాన్ని పొందుతారు.

అవాస్తవిక అందం ప్రమాణాలను తొలగించడానికి మనం కలిసి పని చేయాలి. మనం ఒకరినొకరు ప్రోత్సహించాలి మరియు మనం ఒకరినొకరు అర్థం చేసుకోవాలి. మనం అందం అనేది వ్యక్తిగత అభిప్రాయం అని మరియు ప్రతి

ఒక్కరూ స్వేచ్చగా తమ అందాన్ని ఆస్వాదించడానికి అర్హులు అని గుర్తుంచుకోవాలి.

అవాస్తవిక అందం ప్రమాణాల ప్రభావాలు

అవాస్తవిక అందం ప్రమాణాలు చాలా మంది ప్రజలకు ఒత్తిడిని కలిగిస్తాయి. ఈ ప్రమాణాలను చేరుకోవడానికి ప్రయత్నిస్తున్నప్పుడు, ప్రజలు తరచుగా ఆహారం తినడం మరియు ఆరోగ్యకరమైన జీవనశైలిని కొనసాగించడం గురించి ఆందోళన చెందుతారు. వారు తమ శరీరం మరియు ముఖం గురించి నాకోటిక్ ఆలోచనలను కలిగి ఉంటారు.

అవాస్తవిక అందం ప్రమాణాలు క్రింది భావోద్వేగ సమస్యలకు దారితీస్తాయి:

- అసంతృప్తి: తమ శరీరం లేదా ముఖం గురించి ప్రజలు అసంతృప్తి చెందుతారు.
- ఆందోళన: తమ శరీరం లేదా ముఖం గురించి ప్రజలు ఆందోళన చెందుతారు.
- డిప్రెషన్: తమ శరీరం లేదా ముఖం గురించి ప్రజలు డిప్రెషన్‌కు గురవుతారు.

మీ ప్రత్యేకమైన అందం మరియు వ్యక్తిత్వాన్ని ఆస్వాదించడం

ప్రతి ఒక్కరూ ప్రత్యేకమైన అందం మరియు వ్యక్తిత్వాన్ని కలిగి ఉంటారు. మీరు మీ స్వంత అందాన్ని మరియు వ్యక్తిత్వాన్ని ఆస్వాదించడం నేర్చుకుంటే, మీరు మరింత ఆత్మవిశ్వాసం మరియు సంతృప్తిని పొందుతారు.

మీ స్వంత అందాన్ని ఆస్వాదించడానికి కొన్ని చిట్కాలు:

మీడియా మరియు సామాజిక మీడియా నుండి విరామం తీసుకోండి. మీడియా మరియు సామాజిక మీడియాలో చూపించబడే అందం ప్రమాణాలు చాలా తరచుగా అవాస్తవికమైనవి. ఈ ప్రమాణాలను అనుసరించడానికి ప్రయత్నిస్తే, మీరు మీ స్వంత అందం గురించి ఒత్తిడి చెందుతారు.

- మీకు ఏది సహజంగా అందంగా అనిపిస్తుందో గుర్తించండి. మీకు ఏది సహజంగా అందంగా అనిపిస్తుందో గుర్తించడం ద్వారా, మీరు మీ స్వంత అందం ప్రమాణాలను అభివృద్ధి చేయవచ్చు.

- మీ అందం గురించి ప్రతికూల ఆలోచనలను అనుమతించకండి. మీ అందం గురించి ప్రతికూల ఆలోచనలు మీ స్వీయ-అభిమానాన్ని దెబ్బతీస్తాయి. ఈ ఆలోచనలను అనుమతించకుండా, మీరు మీ స్వంత అందంపై దృష్టి పెట్టవచ్చు.

- మీ అందాన్ని ప్రదర్శించండి. మీ అందాన్ని ప్రదర్శించడం ద్వారా, మీరు దానిని ఆస్వాదించడం ప్రారంభిస్తారు. మీకు

ఏది సౌకర్యంగా ఉంటుందో ధరించండి మరియు మీరు ఆనందించే పనులను చేయండి.

మీ వ్యక్తిత్వాన్ని ఆస్వాదించడానికి కొన్ని చిట్కాలు:

- మీ స్వంత ప్రత్యేకతను అంగీకరించండి. ప్రతి ఒక్కరూ ప్రత్యేకమైన వ్యక్తిత్వాన్ని కలిగి ఉంటారు. మీరు మీ స్వంత ప్రత్యేకతను అంగీకరించడం ద్వారా, మీరు మరింత సౌకర్యంగా మరియు ఆత్మవిశ్వాసంతో ఉంటారు.

- మీ బలాలను ఆస్వాదించండి. మీరు మంచిగా చేయగలిగే విషయాల గురించి ఆలోచించండి. మీ బలాలను ఆస్వాదించడం ద్వారా, మీరు మరింత ఆత్మవిశ్వాసంతో ఉంటారు.

- మీరు ఆనందించే వ్యక్తులతో సమయం గడపండి. మీరు ఆనందించే వ్యక్తులతో సమయం గడపడం ద్వారా, మీరు మరింత సంతృప్తిగా ఉంటారు.

అంతర్గత మరియు బాహ్య శ్రేయస్సు మధ్య సంబంధాన్ని గుర్తించడం

అంతర్గత శ్రేయస్సు మరియు బాహ్య శ్రేయస్సు అనేవి రెండు ముఖ్యమైన అంశాలు, ఇవి మన జీవితంలో సంతృప్తి మరియు సంతోషాన్ని ప్రభావితం చేస్తాయి. అంతర్గత శ్రేయస్సు అనేది మన భావోద్వేగ మరియు ఆధ్యాత్మిక స్థితిని సూచిస్తుంది, అయితే బాహ్య శ్రేయస్సు అనేది మన ఆర్థిక, ఆరోగ్య మరియు వృత్తిపరమైన స్థితిని సూచిస్తుంది.

ఈ రెండు అంశాల మధ్య సంబంధం గురించి అనేక సిద్ధాంతాలు ఉన్నాయి. కొంతమంది నిపుణులు అంతర్గత శ్రేయస్సు బాహ్య శ్రేయస్సు కంటే ముఖ్యమని నమ్ముతారు, ఎందుకంటే అది మన జీవితంలో నిజమైన సంతృప్తి మరియు సంతోషాన్ని తీసుకువస్తుంది. మరికొందరు నిపుణులు బాహ్య శ్రేయస్సు అంతర్గత శ్రేయస్సుకు దోహదపడుతుందని నమ్ముతారు, ఎందుకంటే ఇది మనకు భద్రత, సురక్షితత మరియు స్వీయ-గౌరవాన్ని అందిస్తుంది.

అంతర్గత మరియు బాహ్య శ్రేయస్సు మధ్య సంబంధాన్ని గుర్తించడానికి అనేక మార్గాలు ఉన్నాయి. ఒక మార్గం అనేది మన జీవితంలో ఏది ముఖ్యమో గుర్తించడం. మనకు నిజంగా ఏమి ముఖ్యమో తెలుసుకుంటే, మనం దానిపై దృష్టి పెట్టడానికి మరియు దానిని సాధించడానికి కృషి చేయవచ్చు.

మరొక మార్గం అనేది మన జీవితంలోని వివిధ రంగాలను సమతుల్యం చేయడం. మన జీవితంలోని అన్ని రంగాలు ముఖ్యమైనవి, కాబట్టి వాటిని సమతుల్యం చేయడం ముఖ్యం. ఉదాహరణకు, మనం మన ఆర్థిక స్థితిని మెరుగుపరచడానికి

కృషి చేస్తున్నప్పుడు, మన ఆరోగ్యం మరియు వ్యక్తిగత సంబంధాలను కూడా పర్యవేక్షించడం ముఖ్యం.

అంతర్గత మరియు బాహ్య శ్రేయస్సు మధ్య సంబంధాన్ని గుర్తించడం ద్వారా, మనం మరింత సంతృప్తికరమైన మరియు సంతోషకరమైన జీవితాన్ని గడపవచ్చు.

అంతర్గత శ్రేయస్సును మెరుగుపరచడానికి కొన్ని చిట్కాలు:

- మీ స్వంత విలువలను మరియు లక్ష్యాలను నిర్వచించండి.
- మీకు ఏమి ముఖ్యమో గుర్తించండి.
- మీ ఆరోగ్యం మరియు శ్రేయస్సుపై దృష్టి పెట్టండి.
- మీరు ఆనందించే వ్యక్తులతో సమయం గడపండి.
- మీరు కృతజ్ఞంగా ఉన్న విషయాలపై దృష్టి పెట్టండి.

Chapter 2: Self-Love and Confidence

అధ్యాయం 2: స్వీయ ప్రేమ మరియు విశ్వాసం

స్వీయ కరుణ మరియు ఆమోదాన్ని పెంపొందించడం

స్వీయ కరుణ అనేది మన తప్పులను మరియు పరిమితులను అంగీకరించే సామర్థ్యం. ఇది మనకు మరింత దయగల మరియు సహనంతో ఉండటానికి సహాయపడుతుంది. స్వీయ ఆమోదం అనేది మనను మనం ఉన్నట్లుగా అంగీకరించే సామర్థ్యం. ఇది మనకు మరింత స్వీయ-విశ్వాసం మరియు సంతృప్తిని అందిస్తుంది.

స్వీయ కరుణ మరియు ఆమోదాన్ని పెంపొందించడం చాలా ముఖ్యం. ఇది మన జీవితంలో సంతృప్తి, సంతోషం మరియు విజయానికి దారితీస్తుంది.

స్వీయ కరుణ మరియు ఆమోదాన్ని పెంపొందించడానికి కొన్ని చిట్కాలు:

మీ తప్పుల నుండి నేర్చుకోండి. మీరు తప్పు చేస్తే, మీరు దానిని అంగీకరించాలి మరియు దాని నుండి నేర్చుకోవాలి. మీరు మీ తప్పులను మీ గురించి ఒక ప్రతికూల దృక్పథంగా చూడకూడదు.

మీకు సహాయం చేయడానికి ఇతరులపై ఆధారపడండి. మీరు కష్ట సమయంలో ఉన్నప్పుడు, ఇతరులపై ఆధారపడడానికి సంకోచించకండి. ఇతరులు మీకు మద్దతు ఇవ్వడానికి మరియు మీకు సహాయం చేయడానికి ఉంటారు.

- మీ స్వంత విలువలను గుర్తించండి. మీకు ఏమి ముఖ్యమో గుర్తించండి. మీరు మీ విలువలకు అనుగుణంగా జీవిస్తే, మీరు మరింత సంతోషంగా మరియు సంతృప్తిగా ఉంటారు.
- మీరు కృతజ్ఞంగా ఉన్న విషయాలపై దృష్టి పెట్టండి. మీరు కలిగి ఉన్న మంచి విషయాలపై దృష్టి పెట్టండి. ఇది మీకు మరింత సంతోషం మరియు ఆనందాన్ని అందిస్తుంది.

స్వీయ కరుణ మరియు ఆమోదాన్ని పెంపొందించడానికి సమయం మరియు కృషి అవసరం. కానీ, ఇది ఖచ్చితంగా విలువైనది. మీరు మీ స్వంత కరుణ మరియు ఆమోదాన్ని పెంపొందించడానికి కృషి చేస్తే, మీరు మరింత సంతృప్తికరమైన మరియు సంతోషకరమైన జీవితాన్ని గడపగలరు.

స్వీయ కరుణ మరియు ఆమోదం యొక్క ప్రయోజనాలు:

- మరింత సంతృప్తి మరియు సంతోషం
- మరింత దయగల మరియు సహనం
- మరింత స్వీయ-విశ్వాసం
- మరింత స్పష్టమైన ఆలోచన మరియు నిర్ణయాలు
- మరింత మద్దతు లభించే సంబంధాలు

ప్రతికూల స్వీయ-మాటను గుర్తించడం మరియు సవాలు చేయడం

ప్రతికూల స్వీయ-మాట అనేది మనం మా గురించి చెడుగా లేదా ప్రతికూలంగా ఆలోచించే విధానం. ఇది మన భావోద్వేగాలను ప్రభావితం చేస్తుంది, మనం ఎలా ప్రవర్తిస్తామో మరియు మనం ఏమి సాధిస్తామో ప్రభావితం చేస్తుంది.

ప్రతికూల స్వీయ-మాటను గుర్తించడానికి మరియు సవాలు చేయడానికి అనేక మార్గాలు ఉన్నాయి.

మీ ఆలోచనలను గమనించండి

ప్రతికూల స్వీయ-మాటను గుర్తించడానికి మొదటి దశ మీ ఆలోచనలను గమనించడం. మీరు మీ గురించి ఏమి ఆలోచిస్తున్నారో మరియు మీరు మీ గురించి ఏమి చెప్పుకుంటున్నారో గమనించండి. మీరు మీ గురించి ఎలా మాట్లాడుతున్నారో మీరు స్పష్టంగా చూడగలిగినప్పుడు, మీరు ప్రతికూల స్వీయ-మాటను గుర్తించడం ప్రారంభించవచ్చు.

ప్రతికూల ఆలోచనలను గుర్తించండి

మీరు మీ ఆలోచనలను గమనించడం ప్రారంభించిన తర్వాత, ప్రతికూల ఆలోచనలను గుర్తించడానికి ప్రారంభించండి. ప్రతికూల ఆలోచనలు సాధారణంగా మీ గురించి ఎలాంటి ప్రతికూల లక్షణాలు లేదా పరిమితులు ఉన్నాయో చెబుతాయి. అవి మీరు ఏదైనా చేయలేరు లేదా సాధించలేరు అని మీకు చెబుతాయి.

ప్రతికూల ఆలోచనలను సవాలు చేయండి

మీరు ప్రతికూల ఆలోచనలను గుర్తించిన తర్వాత, వాటిని సవాలు చేయడానికి ప్రారంభించండి. మీ ఆలోచనలు వాస్తవికమైనవో లేదో అంచనా వేయండి. మీరు వాటిని ధృవీకరించగల ఏవైనా రుజువులు ఉన్నాయా? లేకపోతే, మీ ఆలోచనలు కేవలం మీ భయాలు లేదా అభ్యంతరాల ఫలితమా?

ప్రతికూల ఆలోచనలను సవాలు చేయడానికి కొన్ని ప్రశ్నలు:

- ఈ ఆలోచన వాస్తవికమైనా?
- నాకు ఈ ఆలోచనను ధృవీకరించగల ఏవైనా రుజువులు ఉన్నాయా?
- నాకు ఈ ఆలోచన గురించి ఇతర వ్యక్తుల అభిప్రాయం ఏమిటి?
- ఈ ఆలోచన నా జీవితాన్ని ఎలా ప్రభావితం చేస్తుంది?

సానుకూల ధృవీకరణలు మరియు జర్నలింగ్ ద్వారా స్వీయ-విశ్వాసాన్ని పెంచుకోవడం

స్వీయ-విశ్వాసం అనేది మనం మన సామర్థ్యాలపై ఉన్న నమ్మకం. ఇది మనం ఏదైనా సాధించగలమని నమ్మే సామర్థ్యాన్ని ఇస్తుంది. స్వీయ-విశ్వాసం మన జీవితంలో అనేక విధాలుగా ముఖ్యం. ఇది మనం మన లక్ష్యాలను సాధించడంలో మనకు సహాయపడుతుంది, మనం మరింత సంతృప్తిగా మరియు సంతోషంగా ఉండటానికి మరియు మనకు మద్దతు ఇచ్చే సంబంధాలను నిర్మించడానికి సహాయపడుతుంది.

సానుకూల ధృవీకరణలు మరియు జర్నలింగ్ అనేవి స్వీయ-విశ్వాసాన్ని పెంచడానికి సహాయపడే రెండు శక్తివంతమైన పద్ధతులు.

సానుకూల ధృవీకరణలు అనేవి మనం మన గురించి సానుకూలంగా చెప్పుకునే వాక్యాలు. అవి మనకు మరింత సానుకూలమైన దృక్పథాన్ని అభివృద్ధి చేయడంలో మరియు మన సామర్థ్యాలపై మన నమ్మకాన్ని పెంచడంలో సహాయపడతాయి.

సానుకూల ధృవీకరణలను ఉపయోగించడానికి కొన్ని చిట్కాలు:

- మీకు సంబంధించిన మరియు మీరు నమ్మే వాక్యాలను ఎంచుకోండి.
- వాటిని రోజుకు కనీసం మూడుసార్లు చదవండి.

- మీరు వాటిని చదివినప్పుడు, వాటిని మీరు నమ్ముతున్నారని ఊహించుకోండి.

జర్నలింగ్ అనేది మీ ఆలోచనలు, భావాలు మరియు అనుభవాలను వ్రాయడం. ఇది మనం మన గురించి మరింత తెలుసుకోవడానికి మరియు మనకు ముఖ్యమైన విషయాలపై ఆలోచించడానికి సహాయపడుతుంది.

జర్నలింగ్‌ను ఉపయోగించడానికి కొన్ని చిట్కాలు:

- ప్రతిరోజూ కనీసం కొన్ని నిమిషాలు జర్నలింగ్‌కు కేటాయించండి.
- మీరు మీ గురించి ఏమి ఆలోచిస్తున్నారో, మీరు ఎలా అనుభవిస్తున్నారో మరియు మీరు ఏమి సాధించాలనుకుంటున్నారో వ్రాయండి.
- మీరు మీ ఆలోచనలు మరియు భావాలను సవాలు చేయడానికి జర్నలింగ్‌ను ఉపయోగించండి.

మీ బలం మరియు సాధనలను గుర్తించడం మరియు జరుపుకోవడం

మీ బలాలు మరియు సాధనాలను గుర్తించడం మరియు జరుపుకోవడం చాలా ముఖ్యం. ఇది మీ స్వీయ-విశ్వాసాన్ని పెంచడానికి, మీ లక్ష్యాలను సాధించడానికి మరియు మీ జీవితంలో మరింత సంతోషాన్ని కనుగొనడానికి సహాయపడుతుంది.

మీ బలాలు మరియు సాధనాలను గుర్తించడానికి, మీరు మీ ఆలోచనలు, భావాలు మరియు అనుభవాలను పరిశీలించాలి. మీరు మంచిగా చేయగలిగే విషయాలు ఏమిటి? మీరు ఎప్పుడైనా ఏదైనా సాధించగలిగారా? మీరు ఎప్పుడైనా ఇతరుల నుండి ప్రశంసలు అందుకున్నారా?

మీ బలాలు మరియు సాధనాలను గుర్తించడానికి మిమ్మల్ని సహాయపడే కొన్ని ప్రశ్నలు ఇక్కడ ఉన్నాయి:

నేను ఏ విషయంలో మంచిగా ఉన్నాను?

నేను ఏ విషయంలో ఆనందాన్ని పొందుతాను?

నేను ఏ విషయంలో మానవత్వానికి సేవ చేయగలను?

నేను ఏ విషయంలో ఇతరులకు సహాయం చేయగలను?

మీ బలాలు మరియు సాధనాలను గుర్తించిన తర్వాత, వాటిని జరుపుకోవడం ముఖ్యం. మీరు వాటిని గుర్తుంచుకోవడానికి మరియు వాటిని మీ జీవితంలో ఉపయోగించడానికి మార్గాలను కనుగొనండి.

మీ బలాలు మరియు సాధనాలను జరుపుకోవడానికి కొన్ని మార్గాలు ఇక్కడ ఉన్నాయి:

- మీ బలాలు మరియు సాధనాలను జాబితా చేయండి మరియు దానిని చూడటానికి ఒక ప్రదేశంలో ఉంచండి.
- మీ బలాలు మరియు సాధనాలను ఇతరులతో పంచుకోండి.
- మీ బలాలు మరియు సాధనాలను ఉపయోగించి మీరు చేసిన కొన్ని మంచి విషయాలను ఆలోచించండి.

Chapter 3: Holistic Wellness for Inner Radiance

అధ్యాయం 3: అంతర్గత కాంతి కోసం సమగ్ర ఆరోగ్యం

అందానికి సమతుల్య జీవనశైలి యొక్క ప్రాముఖ్యత

అందం అనేది ఒక స్వభావిక లక్షణం, కానీ దానిని నిర్వహించడానికి కొంత కృషి అవసరం. మంచి ఆరోగ్యం, ఆహారం, వ్యాయామం మరియు మంచి నిద్ర వంటి సమతుల్య జీవనశైలిని అనుసరించడం వలన మీరు మరింత ఆరోగ్యంగా, ఆనందంగా మరియు అందంగా ఉండవచ్చు.

ఆరోగ్యం

మంచి ఆరోగ్యం అనేది అందానికి ముఖ్యమైన భాగం. మీరు ఆరోగ్యంగా ఉన్నప్పుడు, మీ చర్మం మరియు జుట్టు మరింత ప్రకాశవంతంగా ఉంటాయి. మీరు కూడా మరింత శక్తితో మరియు శక్తితో ఉంటారు, ఇది మరింత ఆకర్షణీయంగా కనిపించడానికి సహాయపడుతుంది.

ఆహారం

మీరు తిన్న ఆహారం మీ ఆరోగ్యం మరియు అందంపై ప్రభావం చూపుతుంది. ఆరోగ్యకరమైన ఆహారం తినడం వలన మీ చర్మం, జుట్టు మరియు నోటి ఆరోగ్యం మెరుగుపడుతుంది. ఇది మీ శక్తి స్థాయిలను పెంచడంలో మరియు మీరు మరింత

ఆరోగ్యంగా మరియు అందంగా కనిపించడంలో సహాయపడుతుంది.

వ్యాయామం

వ్యాయామం మీ ఆరోగ్యం మరియు అందం కోసం చాలా ముఖ్యం. వ్యాయామం చేయడం వలన మీ చర్మం మరియు జుట్టు మరింత ఆరోగ్యంగా మరియు ప్రకాశవంతంగా ఉంటాయి. ఇది మీ శక్తి స్థాయిలను పెంచడంలో మరియు మీరు మరింత ఆరోగ్యంగా మరియు అందంగా కనిపించడంలో సహాయపడుతుంది.

నిద్ర

మీకు తగినంత నిద్రపోవడం చాలా ముఖ్యం. నిద్రపోవడం వలన మీ చర్మం మరియు జుట్టు మరింత ఆరోగ్యంగా మరియు ప్రకాశవంతంగా ఉంటాయి. ఇది మీ శక్తి స్థాయిలను పెంచడంలో మరియు మీరు మరింత ఆరోగ్యంగా మరియు అందంగా కనిపించడంలో సహాయపడుతుంది.

సమతుల్య జీవనశైలిని అనుసరించడం వలన మీరు మరింత ఆరోగ్యంగా, ఆనందంగా మరియు అందంగా ఉండవచ్చు. మీరు ఈ సూచనలను అనుసరించడం ప్రారంభించినప్పుడు, మీరు తేడాను గమనించడం ప్రారంభిస్తారు.

సమతుల్య జీవనశైలిని అనుసరించడానికి కొన్ని చిట్కాలు:

- ఆరోగ్యకరమైన ఆహారాన్ని ఎంచుకోండి. తక్కువ ప్రాసెస్ చేసిన ఆహారాలు, పండ్లు, కూరగాయలు మరియు పూర్తి ధాన్యాలు ఎక్కువగా తినండి.
- వారానికి కనీసం 150 నిమిషాలు మితమైన-తీవ్రత గల కార్యాచరణ చేయండి.
- ప్రతి రాత్రి 7-8 గంటల నిద్రపోండి.

ఆరోగ్యకరమైన, కాంతివంతమైన చర్మం కోసం పోషక సలహాలు

మీ చర్మం మీ శరీరంలోని అతిపెద్ద అవయవం, మరియు ఇది మీ ఆరోగ్యం మరియు అందానికి ఒక ముఖ్యమైన సూచకం. ఆరోగ్యకరమైన ఆహారం తినడం వలన మీ చర్మం మరింత ఆరోగ్యంగా మరియు కాంతివంతంగా ఉండటంలో సహాయపడుతుంది.

ఆరోగ్యకరమైన చర్మానికి అవసరమైన పోషకాలు

- విటమిన్ A: విటమిన్ A చర్మం యొక్క కొత్త కణాల పెరుగుదల మరియు పునరుత్పత్తిలో సహాయపడుతుంది. ఇది చర్మం యొక్క రక్షణను కూడా మెరుగుపరుస్తుంది. విటమిన్ A యొక్క మంచి మూలాలు మాంసం, చేపలు, పాలు మరియు పాల ఉత్పత్తులు, కూరగాయల కూరలు మరియు పండ్లు.

- విటమిన్ C: విటమిన్ C చర్మం యొక్క కొల్లాజెన్ ఉత్పత్తిలో సహాయపడుతుంది. కొల్లాజెన్ చర్మానికి బలం మరియు స్థితిస్థాపకతను ఇస్తుంది. విటమిన్ C యొక్క మంచి మూలాలు సిట్రస్ పండ్లు, టమోటాలు, బ్రోకలీ మరియు పాలకూర.

- విటమిన్ E: విటమిన్ E ఒక శక్తివంతమైన యాంటీఆక్సిడెంట్, ఇది చర్మం యొక్క కణాలను నష్టం నుండి రక్షించడంలో సహాయపడుతుంది. విటమిన్ E యొక్క మంచి మూలాలు విత్తనాలు, బీన్స్, గుడ్లు మరియు ఆకుకూరలు.

- బీటా కెరోటిన్: బీటా కెరోటిన్ ఒక యాంటీఆక్సిడెంట్, ఇది చర్మానికి రంగును ఇస్తుంది. ఇది చర్మం యొక్క రక్షణను కూడా మెరుగుపరుస్తుంది. బీటా కెరోటిన్ యొక్క మంచి

మూలాలు క్యారెట్లు, గుమ్మడికాయ, పుట్టగొడుగులు మరియు టమోటాలు.

హైడ్రేషన్: మీ చర్మం తేమగా ఉండటం చాలా ముఖ్యం. మీరు తగినంత నీరు తాగడం ద్వారా మీ చర్మాన్ని తేమగా ఉంచుకోవచ్చు.

ఆరోగ్యకరమైన చర్మానికి మంచి ఆహారం

మీ చర్మాన్ని ఆరోగ్యంగా మరియు కాంతివంతంగా ఉంచడానికి, మీరు ఈ క్రింది ఆహారాలను మీ ఆహారంలో చేర్చాలని నిర్ధారించుకోండి:

పండ్లు మరియు కూరగాయలు: పండ్లు మరియు కూరగాయలు విటమిన్లు, ఖనిజాలు మరియు యాంటీఆక్సిడెంట్లకు గొప్ప మూలాలు.

తెల్లని మాంసం: తెల్లని మాంసం ప్రోటీన్ మరియు విటమిన్లు మరియు ఖనిజాలకు మంచి మూలం.

శారీరక మరియు మానసిక శ్రేయస్సు కోసం వ్యాయామం మరియు కదలిక

వ్యాయామం మరియు కదలిక మన శారీరక మరియు మానసిక ఆరోగ్యానికి చాలా ముఖ్యం. వ్యాయామం మన శరీరంలోని ప్రతి అవయవం మరియు వ్యవస్థను ప్రయోజనపరుస్తుంది, మరియు కదలిక మన మానసిక స్థితిని మెరుగుపరచడంలో సహాయపడుతుంది.

శారీరక ఆరోగ్యం

వ్యాయామం మన శరీర బరువును నియంత్రించడంలో, మన గుండె మరియు ఊపిరితిత్తుల ఆరోగ్యాన్ని మెరుగుపరచడంలో, మన ఎముకలు మరియు కండరాలను బలోపేతం చేయడంలో మరియు మన రోగనిరోధక శక్తిని పెంచడంలో సహాయపడుతుంది.

మానసిక ఆరోగ్యం

కదలిక మన మానసిక స్థితిని మెరుగుపరచడంలో సహాయపడుతుంది. ఇది మన ఒత్తిడిని తగ్గించడంలో, మన భావోద్వేగాలను నియంత్రించడంలో మరియు మన మానసిక దృక్పథాన్ని మెరుగుపరచడంలో సహాయపడుతుంది.

వ్యాయామం మరియు కదలిక యొక్క ప్రయోజనాలు

- శారీరక ఆరోగ్యం
  - శరీర బరువును నియంత్రించడంలో సహాయపడుతుంది
  - గుండె మరియు ఊపిరితిత్తుల ఆరోగ్యాన్ని మెరుగుపరుస్తుంది

- ఎముకలు మరియు కండరాలను బలోపేతం చేస్తుంది
- రోగనిరోధక శక్తిని పెంచుతుంది
- మానసిక ఆరోగ్యం
- ఒత్తిడిని తగ్గిస్తుంది
- భావోద్వేగాలను నియంత్రిస్తుంది
- మానసిక దృక్పథాన్ని మెరుగుపరుస్తుంది
- నిద్రను మెరుగుపరుస్తుంది
- స్నేహం మరియు సామాజిక కనెక్షన్లను ప్రోత్సహిస్తుంది

వ్యాయామం మరియు కదలిక కోసం కొన్ని చిట్కాలు

- ప్రతిరోజూ కనీసం 30 నిమిషాల మితమైన-తీవ్రత గల కార్యాచరణ చేయండి. మితమైన-తీవ్రత గల కార్యాచరణ అంటే మీరు మాట్లాడలేనంత వేగంగా మాట్లాడగలిగేలా ఉంటుంది.
- మీకు ఇష్టమైన కార్యాచరణను ఎంచుకోండి. అది నడవడం, ఈత కొట్టడం, డ్యాన్స్ చేయడం, ట్రైనింగ్ చేయడం లేదా ఏదైనా ఇతరది కావచ్చు.
- మీరు మీ లక్ష్యాలను చేరుకోవడానికి సహాయం చేయడానికి మీరు ఒక శిక్షకుడిని లేదా ట్రైనర్ను నియమించుకోవచ్చు.

ఒత్తిడి నిర్వహణ మరియు అంతర్గత శాంతి కోసం విశ్రాంతి పద్ధతులు

ఒత్తిడి అనేది మన జీవితంలోని సహజ భాగం. అయితే, ఎక్కువ ఒత్తిడి మన ఆరోగ్యం మరియు శ్రేయస్సుకు హానికరం కావచ్చు. ఒత్తిడి నిర్వహణ మరియు అంతర్గత శాంతిని పొందడంలో విశ్రాంతి పద్ధతులు సహాయపడతాయి.

విశ్రాంతి పద్ధతుల యొక్క ప్రయోజనాలు

- ఒత్తిడిని తగ్గించండి
- భావోద్వేగాలను నియంత్రించండి
- కేంద్రీకరణను మెరుగుపరచండి
- నిద్రను మెరుగుపరచండి
- ఆరోగ్యాన్ని మెరుగుపరచండి

విశ్రాంతి పద్ధతుల కొన్ని రకాలు

- శారీరక విశ్రాంతి
  - యోగా
  - ధ్యానం
  - డీప్ రిలాక్సేషన్
- సృజనాత్మక విశ్రాంతి
  - కళ
  - సంగీతం
  - నృత్యం

- సామాజిక విశ్రాంతి
- స్నేహితులు మరియు కుటుంబంతో సమయం గడపండి
- సమూహ కార్యకలాపాలలో పాల్గొనండి

విశ్రాంతి పద్ధతులను ఎలా ఎంచుకోవాలి

- మీకు సరిపోయే పద్ధతిని ఎంచుకోండి. ప్రతి ఒక్కరికి ఏ పద్ధతి సరిపోతుందో విభిన్నంగా ఉంటుంది.
- ప్రయత్నించండి మరియు చూడండి. వివిధ పద్ధతులను ప్రయత్నించి, మీకు ఏది ఉత్తమమో చూడండి.
- ఓపికగా ఉండండి. విశ్రాంతి పద్ధతులను అభ్యాసంలో పెట్టడానికి సమయం పడుతుంది.

విశ్రాంతి పద్ధతుల కోసం కొన్ని చిట్కాలు

- ప్రతిరోజూ కొంత సమయం కేటాయించండి. మీరు రోజుకు కనీసం 20 నిమిషాలు విశ్రాంతి పద్ధతులను అభ్యాసంలో పెట్టడానికి ప్రయత్నించండి.
- ఒక ప్రశాంతమైన ప్రదేశాన్ని కనుగొనండి. మీరు విశ్రాంతి తీసుకోవడానికి ఒక ప్రశాంతమైన ప్రదేశాన్ని కనుగొనండి.
- అంతరాయాలను నివారించండి. మీరు విశ్రాంతి తీసుకుంటున్నప్పుడు, మీరు అంతరాయాలకు గురవకుండా చూసుకోండి.

Chapter 4: Radiant Skin

అధ్యాయం 4: కాంతివంతమైన చర్మం

మీ చర్మ రకం మరియు దాని ప్రత్యేక అవసరాలను అర్థం చేసుకోవడం

మీ చర్మ రకం మీ చర్మం యొక్క స్వభావాన్ని నిర్ణయిస్తుంది. మీ చర్మ రకాన్ని అర్థం చేసుకోవడం అనేది మీ చర్మాన్ని ఆరోగ్యంగా మరియు మెరుగైన రీతిలో నిర్వహించడానికి ముఖ్యం.

చర్మ రకాలు

మూడు ప్రధాన రకాల చర్మాలు ఉన్నాయి:

- నూనెగల చర్మం: నూనెగల చర్మం మెరుస్తూ ఉంటుంది మరియు సాధారణంగా కొంచెం ముడుతలు లేదా మొటిమలు ఉంటాయి.
- పొడి చర్మం: పొడి చర్మం దురదగా మరియు దురదగా ఉంటుంది మరియు సాధారణంగా ముడుతలు మరియు మొటిమలకు గురయ్యే అవకాశం తక్కువ.
- సమతుల్య చర్మం: సమతుల్య చర్మం సాధారణంగా మెరుగుదల లేదా పొడిగా ఉండదు.

చర్మ రకాన్ని నిర్ణయించడం

మీ చర్మ రకాన్ని నిర్ణయించడానికి, మీరు మీ చర్మాన్ని రోజులో వివిధ సమయాల్లో పరిశీలించాలి. మీ చర్మం ఎలా ఉంటుంది?

ఇది నూనెగా ఉంటే, మీరు నూనెగల చర్మం కలిగి ఉండవచ్చు. ఇది పొడిగా ఉంటే, మీరు పొడి చర్మం కలిగి ఉండవచ్చు. ఇది సమతుల్యంగా ఉంటే, మీరు సమతుల్య చర్మం కలిగి ఉండవచ్చు.

మీ చర్మ రకాన్ని నిర్ణయించడంలో మీకు సహాయపడటానికి మీరు ఒక చర్మ నిపుణుడిని కూడా సంప్రదించవచ్చు.

చర్మ రకం ప్రకారం చర్మ సంరక్షణ

మీ చర్మ రకానికి సరిపోయే చర్మ సంరక్షణ ఉత్పత్తులను ఉపయోగించడం ముఖ్యం.

నూనెగల చర్మం కోసం, మీరు తేలికపాటి, నూనె-రహిత ఉత్పత్తులను ఉపయోగించాలి. మీరు మీ చర్మాన్ని రోజుకు రెండుసార్లు శుభ్రం చేయాలి.

పొడి చర్మం కోసం, మీరు తేమను చేర్చడానికి మరియు మీ చర్మాన్ని మృదువుగా చేయడానికి మరింత తేమగా ఉండే ఉత్పత్తులను ఉపయోగించాలి. మీరు మీ చర్మాన్ని రోజుకు ఒకసారి లేదా రెండుసార్లు శుభ్రం చేయాలి.

సమతుల్య చర్మం కోసం, మీరు మీ చర్మం యొక్క అవసరాలను తీర్చడానికి ప్రాథమిక ఉత్పత్తులను ఉపయోగించవచ్చు. మీరు మీ చర్మాన్ని రోజుకు ఒకసారి శుభ్రం చేయాలి.

చర్మ సంరక్షణ చిట్కాలు

- మీ చర్మాన్ని రోజుకు రెండుసార్లు శుభ్రం చేయండి. ఈ రెండు సార్లు ఉదయం మరియు రాత్రి.

శుభ్రపరచడం, తేమ చేయడం మరియు రక్షణతో సమర్థవంతమైన చర్మ సంరక్షణ దినచర్యను నిర్మించడం

చర్మ సంరక్షణ అనేది మీ చర్మం ఆరోగ్యంగా మరియు మెరుగైన రీతిలో ఉండటానికి ముఖ్యమైన భాగం. మీ చర్మానికి సరైన సంరక్షణ అందించడం ద్వారా, మీరు మొటిమలు, ముడుతలు మరియు ఇతర చర్మ సమస్యలను నివారించడంలో సహాయపడవచ్చు.

సమర్థవంతమైన చర్మ సంరక్షణ దినచర్య అనేది మూడు ప్రాథమిక దశలను కలిగి ఉంటుంది: శుభ్రపరచడం, తేమ చేయడం మరియు రక్షణ.

శుభ్రపరచడం

శుభ్రపరచడం అనేది మీ చర్మం నుండి మురికి, నూనె మరియు మేకప్‌ను తొలగించే ప్రక్రియ. శుభ్రంగా ఉండే చర్మం మంచిగా పనిచేస్తుంది మరియు మరింత తేమను గ్రహించగలదు.

మీ చర్మ రకానికి సరిపోయే శుభ్రపరచే ఉత్పత్తిని ఎంచుకోవడం ముఖ్యం. నూనెగల చర్మం కోసం, మీరు తేలికపాటి, నూనె-రహిత శుభ్రపరచే ఉత్పత్తిని ఉపయోగించాలి. పొడి చర్మం కోసం, మీరు మరింత తేమగా ఉండే శుభ్రపరచే ఉత్పత్తిని ఉపయోగించాలి.

మీరు ఉదయం మరియు రాత్రి రెండుసార్లు మీ చర్మాన్ని శుభ్రం చేయాలి.

తేమ చేయడం

తేమ చేయడం అనేది మీ చర్మానికి తేమను జోడించే ప్రక్రియ. తేమగా ఉన్న చర్మం మృదువుగా మరియు మెరుగ్గా ఉంటుంది మరియు మొటిమలు మరియు ముడుతలకు గురయ్యే అవకాశం తక్కువ.

మీ చర్మ రకానికి సరిపోయే తేమ ఉత్పత్తిని ఎంచుకోవడం ముఖ్యం. నూనెగల చర్మం కోసం, మీరు తేలికపాటి, నూనె-రహిత తేమ ఉత్పత్తిని ఉపయోగించాలి. పొడి చర్మం కోసం, మీరు మరింత తేమగా ఉండే తేమ ఉత్పత్తిని ఉపయోగించాలి.

మీరు ఉదయం మరియు రాత్రి రెండుసార్లు మీ చర్మాన్ని తేమ చేయాలి.

రక్షణ

రక్షణ అనేది మీ చర్మాన్ని సూర్యుడి హానికరమైన కిరణాల నుండి రక్షించే ప్రక్రియ. సూర్యరశ్మి మొటిమలు, ముడుతలు మరియు ఇతర చర్మ సమస్యలకు దారితీస్తుంది.

మీరు సన్‌స్క్రీన్‌ను రోజూ, మీరు బయటికి వెళ్లినా లేదా వెళ్లినా ఉపయోగించాలి. సన్‌స్క్రీన్ SPF 30 లేదా అంతకంటే ఎక్కువ ఉండేలా నిర్ధారించుకోండి.

మొటిమలు, పొడిబారడం, ముడుతలు వంటి సాధారణ చర్మ సమస్యలను పరిష్కరించడం

చర్మ సమస్యలు అనేవి ప్రతి ఒక్కరికీ ఒకటి లేదా అంతకంటే ఎక్కువసార్లు ఎదురయ్యే సాధారణ సమస్యలు. మొటిమలు, పొడిబారడం మరియు ముడుతలు వంటి సాధారణ చర్మ సమస్యలను పరిష్కరించడానికి కొన్ని మార్గాలు ఇక్కడ ఉన్నాయి.

మొటిమలు

మొటిమలు అనేవి మీ చర్మంలోని కొవ్వు గ్రంథులు అధికంగా ఉత్పత్తి చేయడం వల్ల వచ్చే ఒక చర్మ సమస్య. మొటిమలను నివారించడానికి మరియు చికిత్స చేయడానికి కొన్ని మార్గాలు ఇక్కడ ఉన్నాయి:

- మీ చర్మాన్ని రోజుకు రెండుసార్లు శుభ్రపరచండి. మీ చర్మ రకానికి సరిపోయే శుభ్రపరచే ఉత్పత్తిని ఉపయోగించండి.
- మీ చర్మాన్ని తేమగా ఉంచండి. పొడి చర్మం మొటిమలకు దారితీయవచ్చు. మీ చర్మ రకానికి సరిపోయే తేమ ఉత్పత్తిని ఉపయోగించండి.
- మీ ఆహారంలో మార్పులు చేయండి. కొన్ని ఆహారాలు మొటిమలకు దారితీస్తాయి. మీరు మొటిమలను నివారించడానికి మీ ఆహారంలో క్రింది వాటిని తగ్గించాలని ప్రయత్నించవచ్చు:
  - పాల ఉత్పత్తులు
  - షుగర్
  - ప్రాసెస్ చేసిన ఆహారాలు

- మీరు మందులు తీసుకోవచ్చు. మీరు మీ మొటిమలను నివారించడానికి లేదా చికిత్స చేయడానికి మందులు తీసుకోవచ్చు. మీరు మందులు తీసుకోవాలనుకుంటే, మీ వైద్యుడితో మాట్లాడండి.

పొడిబారడం

పొడిబారడం అనేది మీ చర్మం తగినంత తేమను పొందకపోవడం వల్ల వచ్చే ఒక చర్మ సమస్య. పొడిబారడాన్ని నివారించడానికి మరియు చికిత్స చేయడానికి కొన్ని మార్గాలు ఇక్కడ ఉన్నాయి:

- మీ చర్మాన్ని రోజుకు రెండుసార్లు శుభ్రపరచండి. మీ చర్మ రకానికి సరిపోయే శుభ్రపరచే ఉత్పత్తిని ఉపయోగించండి.
- మీ చర్మాన్ని తేమగా ఉంచండి. మీ చర్మ రకానికి సరిపోయే తేమ ఉత్పత్తిని ఉపయోగించండి.
- మీ చర్మానికి మాయిశ్చరైజర్‌ను ఉపయోగించండి. రాత్రి పడుకునే ముందు మరియు ఉదయం మీ చర్మానికి మాయిశ్చరైజర్‌ను ఉపయోగించండి.
- మీ చర్మాన్ని హైడ్రేట్ చేయడానికి మీరు నీటిని ఎక్కువగా తాగాలి. రోజుకు కనీసం 8 గ్లాసుల నీటిని తాగండి.

చర్మ సంరక్షణ కోసం సహజ మరియు DIY అందం పరిష్కారాలు

చర్మ సంరక్షణ అనేది మీ చర్మం ఆరోగ్యంగా మరియు మెరుగైన రీతిలో ఉండటానికి ముఖ్యమైన భాగం. సహజ మరియు DIY అందం పరిష్కారాలు మీ చర్మానికి హానికరం కాని పదార్థాలను ఉపయోగించకుండా మీ చర్మ సంరక్షణను మెరుగుపరచడానికి మార్గాలను అందిస్తాయి.

సహజ చర్మ సంరక్షణ ఉత్పత్తులు

సహజ చర్మ సంరక్షణ ఉత్పత్తులు సహజ పదార్థాలతో తయారు చేయబడతాయి, వీటిలో పండ్లు, కూరగాయలు, నూనెలు మరియు తేనె వంటివి ఉన్నాయి. ఈ ఉత్పత్తులు సాధారణంగా సురక్షితమైనవి మరియు మీ చర్మానికి సహాయపడే యాంటీఆక్సిడెంట్లు మరియు ఇతర పోషకాలను అందిస్తాయి.

DIY అందం పరిష్కారాలు

DIY అందం పరిష్కారాలు మీ ఇంటిలోని సాధారణ పదార్థాలను ఉపయోగించి మీ చర్మ సంరక్షణను మెరుగుపరచడానికి మార్గాలను అందిస్తాయి. కొన్ని సాధారణ DIY అందం పరిష్కారాలు ఇక్కడ ఉన్నాయి:

ముఖ మాస్క్: ముఖ మాస్కులు మీ చర్మాన్ని శుభ్రపరచడానికి, తేమ చేయడానికి మరియు ముడుతలను తగ్గించడానికి సహాయపడతాయి. మీరు పండ్లు, కూరగాయలు, పాలు లేదా తేనె వంటి పదార్థాలతో ముఖ మాస్కలను తయారు చేయవచ్చు.

- స్క్రబ్: స్క్రబ్‌లు మీ చర్మం నుండి డెడ్ స్కిన్ సెల్స్‌ను తొలగించడంలో సహాయపడతాయి. మీరు పిండి, చక్కెర లేదా సోడియం బైకార్బోనేట్ వంటి పదార్థాలతో స్క్రబ్‌లను తయారు చేయవచ్చు.

- టోనర్: టోనర్‌లు మీ చర్మాన్ని శుభ్రపరచడానికి మరియు టోన్ చేయడానికి సహాయపడతాయి. మీరు కలబంద రసం, నిమ్మరసం లేదా రోజ్ వాటర్ వంటి పదార్థాలతో టోనర్‌లను తయారు చేయవచ్చు.

- మేకప్ రిమూవర్: మేకప్ రిమూవర్లు మీ చర్మం నుండి మేకప్ మరియు ఇతర కాలుష్యాలను తొలగించడంలో సహాయపడతాయి. మీరు ఆలివ్ నూనె, వెన్న లేదా కలబంద రసం వంటి పదార్థాలతో మేకప్ రిమూవర్‌లను తయారు చేయవచ్చు.

Chapter 5: Enhancing Your Natural Features

అధ్యాయం 5: మీ సహజ లక్షణాలను మెరుగుపరచడం

మీ సహజ అందాన్ని హైలైట్ చేయడానికి మేకప్ చిట్కాలు మరియు పద్ధతులు

మేకప్ అనేది మీ సహజ అందాన్ని హైలైట్ చేయడానికి మరియు మీరు మరింత ఆత్మవిశ్వాసంతో మరియు ఆకర్షణీయంగా కనిపించడానికి సహాయపడే ఒక గొప్ప మార్గం. మీ సహజ అందాన్ని హైలైట్ చేయడానికి మీరు ఉపయోగించగల కొన్ని చిట్కాలు మరియు పద్ధతులు ఇక్కడ ఉన్నాయి:

మీ చర్మ రకానికి సరిపోయే మేకప్ ఉత్పత్తులను ఎంచుకోండి. మీరు నూనెగల చర్మం కలిగి ఉంటే, తేలికపాటి, నూనె-రహిత ఉత్పత్తులను ఉపయోగించండి. పొడి చర్మం కలిగి ఉంటే, మరింత తేమను అందించే ఉత్పత్తులను ఉపయోగించండి.

మీ చర్మాన్ని శుభ్రంగా మరియు టోన్ చేయండి. మీ చర్మం శుభ్రంగా మరియు టోన్ చేయబడితే, మీ మేకప్ మరింత సమర్థవంతంగా కనిపిస్తుంది.

మీ మొటిమలు లేదా ముడతలను కప్పడానికి మాస్కరేజ్ లేదా కన్సీలర్‌ను ఉపయోగించండి. మీరు మీ మొటిమలు లేదా ముడతలను కప్పాలనుకుంటే, ఒక చిన్న మొత్తంలో మాస్కరేజ్ లేదా కన్సీలర్‌ను ఉపయోగించండి. మీ మొటిమలు లేదా ముడతలను ఎక్కువగా కప్పడానికి

ప్రయత్నించవద్దు, లేదంటే అవి మరింత స్పష్టంగా కనిపిస్తాయి.

మీ రెట్రోచెయిన్‌ను హైలైట్ చేయడానికి హైలైటర్‌ను ఉపయోగించండి. హైలైటర్ మీ రెట్రోచెయిన్‌ను హైలైట్ చేయడంలో మరియు మీ చూపులను మరింత కళ్ళకు ఆకర్షించడంలో సహాయపడుతుంది.

మీ కళ్ళను మరింత ప్రకాశవంతంగా కనిపించడానికి ఐషాడోను ఉపయోగించండి. మీ కళ్ళు మరింత ప్రకాశవంతంగా కనిపించాలనుకుంటే, మీ కళ్ళకు సరిపోయే ఐషాడోని ఎంచుకోండి మరియు దానిని మీ కనురెప్పలపై సమర్థవంతంగా వర్తించండి.

మీ పెదాలను మరింత గుర్తించదగినవిగా చేయడానికి లైప్‌స్టిక్ లేదా మెటాలిక్ లిప్‌గ్లోస్‌ను ఉపయోగించండి. మీ పెదాలను మరింత గుర్తించదగినవిగా చేయాలనుకుంటే, మీ పెదాలకు సరిపోయే లైప్‌స్టిక్ లేదా మెటాలిక్ లిప్‌గ్లోస్‌ను ఎంచుకోండి.

మీ సహజ అందాన్ని హైలైట్ చేయడానికి, మీ మేకప్‌ను సాధారణంగా ఉంచండి. మీరు చాలా మేకప్‌ను ఉపయోగిస్తే, అది మీ సహజ అందాన్ని కప్పివేస్తుంది.

బ్రౌస్, కళ్ళు, గాయాలు మరియు పెదాల కళను నేర్చుకోవడం

మేకప్ అనేది మీ సహజ అందాన్ని హైలైట్ చేయడానికి మరియు మీరు మరింత ఆత్మవిశ్వాసంతో మరియు ఆకర్షణీయంగా కనిపించడానికి సహాయపడే ఒక గొప్ప మార్గం. మీరు మీ మేకప్ నైపుణ్యాలను మెరుగుపరచడానికి కృషి చేస్తున్నట్లయితే, బ్రౌస్, కళ్ళు, గాయాలు మరియు పెదాల కళను నేర్చుకోవడం ముఖ్యం.

బ్రౌస్ కళ

బ్రౌస్ మీ ముఖానికి ఫ్రేమను అందిస్తాయి మరియు మీ చూపులను మరింత ఆకర్షణీయంగా చేస్తాయి. బ్రౌస్ కళను నేర్చుకోవడానికి, మీరు మీ బ్రౌస్ యొక్క ఆకృతిని అర్థం చేసుకోవాలి మరియు వాటిని సరిగ్గా ఏర్పాటు చేయడానికి సరైన ఉపకరణాలను ఉపయోగించాలి.

బ్రౌస్ యొక్క ఆకృతిని అర్థం చేసుకోవడానికి, మీరు మీ బ్రౌస్ యొక్క ఉత్తమ బిందువును కనుగొనడం ప్రారంభించాలి. మీ బ్రౌస్ యొక్క ఉత్తమ బిందువు అనేది మీ ముక్కు ముగింపు నుండి మీ కన్ను యొక్క మూలం వరకు గీయబడిన రేఖ యొక్క క్రాస్ఓవర్ పాయింట్. మీ బ్రౌస్ యొక్క ఉత్తమ బిందువును కనుగొన్న తర్వాత, మీరు మీ బ్రౌస్ యొక్క చివరి బిందువును కనుగొనవచ్చు. మీ బ్రౌస్ యొక్క చివరి బిందువు అనేది మీ ముక్కు ముగింపు నుండి మీ కన్ను యొక్క బయటి మూలం వరకు గీయబడిన రేఖ యొక్క క్రాస్ఓవర్ పాయింట్. మీ బ్రౌస్ యొక్క ఉత్తమ బిందువు మరియు చివరి బిందువును కనుగొన్న తర్వాత,

మీరు మీ బ్రౌస్ యొక్క వంపును నిర్ణయించవచ్చు. మీ బ్రౌస్ యొక్క వంపు మీ బ్రౌస్ యొక్క ఎత్తు మరియు స్పష్టతను నిర్ణయిస్తుంది.

బ్రౌస్‌ను సరిగ్గా ఏర్పాటు చేయడానికి, మీరు బ్రౌ షేపర్ లేదా బ్రౌ పాంపెట్‌ను ఉపయోగించవచ్చు. బ్రౌ షేపర్ అనేది బ్రౌస్‌ను ఏర్పాటు చేయడానికి ఉపయోగించే చిన్న కత్తిరిణి. బ్రౌ పాంపెట్ అనేది బ్రౌస్‌ను ఏర్పాటు చేయడానికి మరియు వాటిని స్థిరంగా ఉంచడానికి ఉపయోగించే చిన్న ఫౌంటెన్ పెన్.

మీ చర్మ టోన్ మరియు ఫీచర్‌లకు సరైన రంగులు మరియు ఉత్పత్తులను ఎంచుకోవడం

మీ చర్మ టోన్ మరియు ఫీచర్‌లకు సరైన రంగులు మరియు ఉత్పత్తులను ఎంచుకోవడం అనేది మీ మేకప్‌ను మరింత ఆకర్షణీయంగా మరియు సంతృప్తికరంగా కనిపించడంలో సహాయపడుతుంది. మీ చర్మ టోన్ మరియు ఫీచర్‌లకు సరైన రంగులు మరియు ఉత్పత్తులను ఎంచుకోవడానికి, మీరు కొన్ని చిట్కాలను అనుసరించవచ్చు.

మీ చర్మ టోన్ను నిర్ణయించండి

మీ చర్మ టోన్ను నిర్ణయించడం ప్రారంభించడానికి, మీరు మీ చేతి మణికట్టుపై ఒక వెన్నెలను పట్టుకోవడం ప్రారంభించవచ్చు. మీ చర్మం వెన్నెల కంటే ముదురుగా ఉంటే, మీరు చల్లటి చర్మ టోన్‌ను కలిగి ఉంటారు. మీ చర్మం వెన్నెల కంటే లేతగా ఉంటే, మీరు వెచ్చని చర్మ టోన్‌ను కలిగి ఉంటారు. మీ చర్మం వెన్నెలతో సమానంగా ఉంటే, మీరు సగటు చర్మ టోన్‌ను కలిగి ఉంటారు.

మీ ఫీచర్‌లను పరిగణనలోకి తీసుకోండి

మీ చర్మ టోన్‌తో పాటు, మీ ఫీచర్‌లను కూడా పరిగణనలోకి తీసుకోవడం ముఖ్యం. మీకు ముదురు కళ్ళు ఉంటే, మీరు ముదురు రంగులను ఉపయోగించవచ్చు. మీకు లేత కళ్ళు ఉంటే, మీరు లేత రంగులను ఉపయోగించవచ్చు. మీకు పెద్ద ముక్కు ఉంటే, మీరు ముదురు రంగులను ఉపయోగించి దానిని చిన్నదిగా కనిపించేలా చేయవచ్చు. మీకు చిన్న ముక్కు ఉంటే, మీరు లేత రంగులను ఉపయోగించి దానిని పెద్దదిగా కనిపించేలా చేయవచ్చు.

మీ మేకప్ శైలిని పరిగణనలోకి తీసుకోండి

మీరు ఏ రకమైన మేకప్ శైలిని కోరుకుంటున్నారో కూడా పరిగణనలోకి తీసుకోవడం ముఖ్యం. మీరు సహజమైన మేకప్ శైలిని కోరుకుంటే, మీరు మీ చర్మ టోన్‌కు చాలా దగ్గరగా ఉన్న రంగులను ఉపయోగించాలనుకుంటుంటారు. మీరు మరింత సృజనాత్మకమైన మేకప్ శైలిని కోరుకుంటే, మీరు మీ చర్మ టోన్‌తో విరుద్ధంగా ఉన్న రంగులను ఉపయోగించవచ్చు.

రంగులను కలపడం

మీరు మీ చర్మ టోన్ మరియు ఫీచర్‌లకు సరైన రంగులను కనుగొనలేకపోతే, రంగులను కలపడం ఒక మంచి ఎంపిక. రంగులను కలపడం వల్ల మీరు మీకు కావలసిన ఖచ్చితమైన రంగును సృష్టించగలరు.

పాలిష్డ్ లుక్ కోసం ఆరోగ్యకరమైన జుట్టు మరియు గోళ్లను కాపాడుకోవడం

ఆరోగ్యకరమైన జుట్టు మరియు గోళ్లు మీరు మరింత ఆత్మవిశ్వాసంతో మరియు ఆకర్షణీయంగా కనిపించడంలో సహాయపడతాయి. మీ జుట్టు మరియు గోళ్లను ఆరోగ్యంగా ఉంచడానికి, మీరు కొన్ని నిర్దిష్ట జాగ్రత్తలు తీసుకోవాలి.

ఆరోగ్యకరమైన జుట్టు కోసం చిట్కాలు

- మీ జుట్టును తరచుగా శుభ్రపరచండి. మీ జుట్టును వారానికి రెండుసార్లు లేదా మూడుసార్లు శుభ్రపరచడం మంచిది.
- మీ జుట్టు కోసం సరైన ఉత్పత్తులను ఉపయోగించండి. మీ జుట్టు యొక్క రకానికి సరిపోయే ఉత్పత్తులను ఎంచుకోండి.
- మీ జుట్టును తరచుగా కత్తిరించండి. మీ జుట్టు యొక్క చివర్లను కత్తిరించడం వల్ల మీ జుట్టు ఆరోగ్యంగా మరియు మెరుగ్గా కనిపిస్తుంది.

ఆరోగ్యకరమైన గోళ్ల కోసం చిట్కాలు

- మీ గోళ్లను తరచుగా కత్తిరించండి. మీ గోళ్లను పొడవుగా పెంచడానికి మీరు కోరుకున్నప్పటికీ, వాటిని వారానికి ఒకసారి లేదా రెండుసార్లు కత్తిరించడం మంచిది.
- మీ గోళ్లను మృదువుగా ఉంచడానికి మరియు బలంగా ఉంచడానికి గోళ్ల ఆయిల్ లేదా క్రీమ్‌ను ఉపయోగించండి.
- మీ గోళ్లకు హానికరం కాని నైల్ పోలిష్ లేదా నైల్ రిమూవర్‌ను ఉపయోగించండి.

ఇతర చిట్కాలు

ఆరోగ్యకరమైన ఆహారం తినండి. మీ ఆహారంలో తగినంత ప్రోటీన్, ఐరన్ మరియు జింక్ ఉండేలా చూసుకోండి.

తగినంత నీరు తాగండి. నీరు మీ జుట్టు మరియు గోళ్ల ఆరోగ్యానికి చాలా ముఖ్యం.

ఒత్తిడిని తగ్గించండి. ఒత్తిడి మీ జుట్టు మరియు గోళ్ల ఆరోగ్యాన్ని ప్రభావితం చేస్తుంది.

Chapter 6: Cultivating Inner Beauty

అధ్యాయం 6: అంతర్గత అందం పెంపొందించడం

అంతర్గత శాంతి కోసం ధ్యానం మరియు ధ్యాన పద్ధతులను అన్వేషించడం

ధ్యానం అనేది మీ మనస్సును శాంతపరచడానికి మరియు మీ లోతైన ఆలోచనలను అర్థం చేసుకోవడానికి ఒక సాధనం. ఇది మీ ఆరోగ్యం మరియు సంక్షేమానికి అనేక ప్రయోజనాలను కలిగి ఉంటుంది, వీటిలో:

- ఒత్తిడి మరియు ఆందోళనను తగ్గించడం
- మీ శ్రద్ధను మెరుగుపరచడం
- మీ నిద్రను మెరుగుపరచడం
- మీ మానసిక ఆరోగ్యాన్ని మెరుగుపరచడం

ధ్యానం అనేక రకాలు ఉన్నాయి, ప్రతి ఒక్కరికి సరిపోయేది ఒకటి ఉంటుంది. కొన్ని సాధారణ ధ్యాన రకాలు:

- సాంప్రదాయ ధ్యానం: ఈ రకమైన ధ్యానంలో, మీరు మీ మనస్సును ఒకే ఒక వస్తువు లేదా ఆలోచనపై దృష్టి పెడతారు.
- విచార ధ్యానం: ఈ రకమైన ధ్యానంలో, మీరు మీ ఆలోచనలు మరియు భావాలను అనుసరిస్తారు.

- మోవ్‌మెంట్ మెడిటేషన్: ఈ రకమైన ధ్యానంలో, మీరు మీ శరీరాన్ని మరియు మీ ప్రకృతిని అనుభవించడానికి కదలికను ఉపయోగిస్తారు.

ధ్యానం ప్రారంభించడానికి, మీకు ఏమి కావాలో ఇక్కడ కొన్ని చిట్కాలు ఉన్నాయి:

- ఒక ప్రశాంతమైన ప్రదేశాన్ని కనుగొనండి.
- మీరు ధ్యానం చేయడానికి ప్రతిరోజూ కొంత సమయం కేటాయించండి.
- మీరు ధ్యానం చేయడానికి సౌకర్యవంతమైన స్థితిలో ఉండండి.
- మీరు ధ్యానం చేస్తున్నప్పుడు, మీరు మీ ఆలోచనలను అనుసరించడానికి ప్రయత్నించవద్దు.
- మీరు మీ మనస్సు చంచలంగా ఉంటే, దానిని మళ్లీ మీ ధ్యాన గురించి దృష్టి పెట్టడానికి ప్రయత్నించండి.

ధ్యానం నేర్చుకోవడానికి అనేక వనరులు అందుబాటులో ఉన్నాయి. మీరు ఒక ధ్యాన గురువు నుండి నేర్చుకోవచ్చు, లేదా మీరు పుస్తకాలు, ఆన్‌లైన్ కోర్సులు లేదా ధ్యాన యాప్‌ల నుండి నేర్చుకోవచ్చు.

మీరు ధ్యానం ప్రారంభించినప్పుడు, మీరు ఓపికగా ఉండటం ముఖ్యం. ధ్యానం ఒక నైపుణ్యం, మరియు దానిని నేర్చుకోవడానికి సమయం పడుతుంది. మీరు ధ్యానం చేస్తున్నప్పుడు మీరు మంచి అనుభూతి చెందకపోతే, చింతించకండి. కొనసాగించండి, మరియు మీరు శక్తివంతమైన ప్రయోజనాలను చూడటం ప్రారంభిస్తారు.

మీకు ఇష్టమైన కార్యకలాపాలలో పాల్గొనడం మరియు మీకు ఆనందాన్ని కలిగించడం

మీకు ఇష్టమైన కార్యకలాపాలలో పాల్గొనడం మరియు మీకు ఆనందాన్ని కలిగించడం అనేది మీ జీవితంలో ముఖ్యమైన అంశం. ఇది మీకు ఒత్తిడిని తగ్గించడంలో, మీ ఆరోగ్యాన్ని మెరుగుపరచడంలో మరియు మీ జీవితంలో సంతోషాన్ని కనుగొనడంలో సహాయపడుతుంది.

మీకు ఇష్టమైన కార్యకలాపాలలో పాల్గొనడం వల్ల కలిగే కొన్ని ప్రయోజనాలు ఇక్కడ ఉన్నాయి:

- ఒత్తిడిని తగ్గించండి: మీకు ఇష్టమైన కార్యకలాపాలలో పాల్గొనడం మీకు ఒత్తిడిని తగ్గించడంలో సహాయపడుతుంది. ఇది మీ శరీరంలోని ఒత్తిడి హార్మోన్ల స్థాయిలను తగ్గించడం ద్వారా పనిచేస్తుంది.

- మీ ఆరోగ్యాన్ని మెరుగుపరచండి: మీకు ఇష్టమైన కార్యకలాపాలలో పాల్గొనడం మీ ఆరోగ్యాన్ని మెరుగుపరచడంలో సహాయపడుతుంది. ఇది మీ గుండె ఆరోగ్యాన్ని మెరుగుపరచడం, మీ రోగనిరోధక శక్తిని పెంచడం మరియు మీ శారీరక శ్రేయస్సును మెరుగుపరచడం ద్వారా పనిచేస్తుంది.

- మీ జీవితంలో సంతోషాన్ని కనుగొనండి: మీకు ఇష్టమైన కార్యకలాపాలలో పాల్గొనడం మీ జీవితంలో సంతోషాన్ని కనుగొనడంలో సహాయపడుతుంది. ఇది మీకు ఆనందం మరియు సంతృప్తిని అనుభవించడానికి అనుమతిస్తుంది.

మీకు ఇష్టమైన కార్యకలాపాలను కనుగొనడానికి, మీరు ఆలోచించవలసిన కొన్ని విషయాలు ఇక్కడ ఉన్నాయి:

మీరు ఎప్పుడు ఆనందాన్ని అనుభవిస్తారు? మీరు ఏ కార్యకలాపాలలో పాల్గొనడం ఇష్టపడతారు?

మీకు ఏ శక్తి ఉన్నాయి? మీరు ఏ కార్యకలాపాలలో మంచిగా ఉన్నారు?

మీరు ఏ కార్యకలాపాలను కొత్తగా ప్రయత్నించాలనుకుంటున్నారు?

వ్యక్తిగత పెరుగుదల మరియు కొత్త నైపుణ్యాలను నేర్చుకోవడం ద్వారా విశ్వాసాన్ని పెంపొందించడం

విశ్వాసం అనేది మీరు మీ సామర్థ్యాలపై మరియు మీరు సాధించగలదనే దానిపై ఉన్న నమ్మకం. ఇది మీకు మీ లక్ష్యాలను సాధించడంలో మరియు మీ జీవితంలో విజయం సాధించడంలో సహాయపడుతుంది.

వ్యక్తిగత పెరుగుదల మరియు కొత్త నైపుణ్యాలను నేర్చుకోవడం ద్వారా విశ్వాసాన్ని పెంపొందించవచ్చు. వ్యక్తిగత పెరుగుదల అనేది మీ స్వంత వ్యక్తిత్వం మరియు సామర్థ్యాలను మెరుగుపరచడం గురించి. ఇది మీరు మీ బలాలు మరియు బలహీనతలను అర్థం చేసుకోవడానికి, మీ లక్ష్యాలను నిర్దేశించుకోవడానికి మరియు వాటిని సాధించడానికి ప్రణాళికలు రూపొందించడానికి సహాయపడుతుంది.

కొత్త నైపుణ్యాలను నేర్చుకోవడం వల్ల మీరు మీ స్వంత సామర్థ్యాలపై మరింత నమ్మకం పెంచుకోవచ్చు. మీరు ఏదైనా కొత్తదాన్ని నేర్చుకున్నప్పుడు, మీరు మీ స్వంత సామర్థ్యాలను అంచనా వేయడంలో మరియు మీరు ఎంత సాధించగలరో తెలుసుకోవడంలో మీకు సహాయపడే సానుకూల అనుభవాన్ని పొందుతారు.

వ్యక్తిగత పెరుగుదల మరియు కొత్త నైపుణ్యాలను నేర్చుకోవడం ద్వారా విశ్వాసాన్ని పెంపొందించడానికి కొన్ని చిట్కాలు ఇక్కడ ఉన్నాయి:

- మీరు నిజంగా ఆసక్తి ఉన్న లక్ష్యాలను లేదా నైపుణ్యాలను ఎంచుకోండి. మీరు నిజంగా ఆసక్తి ఉన్న దానిపై పని చేయడం మీకు మరింత ప్రేరణ మరియు స్థిరత్వాన్ని ఇస్తుంది.

చిన్న లక్ష్యాలను నిర్దేశించుకోండి. ఒకేసారి చాలా పెద్ద లక్ష్యాలను నిర్దేశించుకోవడం మీకు భయపెట్టవచ్చు మరియు మీరు విఫలమవుతారనే భయాన్ని కలిగిస్తుంది.

మీ ప్రగతిని ట్రాక్ చేయండి. మీరు ముందుకు సాగుతున్నారని చూడటం మీకు మరింత ప్రేరణ మరియు విశ్వాసాన్ని ఇస్తుంది.

మద్దతును కనుగొనండి. మీరు మీ లక్ష్యాలను సాధించడంలో మీకు సహాయపడే స్నేహితులు, కుటుంబ సభ్యులు లేదా మద్దతు గ్రూపును కనుగొనండి.

ప్రకృతితో కనెక్ట్ అవ్వడం మరియు దాని అందాన్ని అభినందించడం

ప్రకృతి అనేది మనకు మనం ఎక్కడ నుండి వచ్చామో మరియు మనం ఎక్కడికి వెళుతున్నామో గుర్తు చేస్తుంది. ఇది మనకు శక్తి మరియు ప్రశాంతతను ఇస్తుంది. ప్రకృతితో కనెక్ట్ అవ్వడం మరియు దాని అందాన్ని అభినందించడం అనేది మన ఆరోగ్యానికి మరియు సంక్షేమానికి చాలా ప్రయోజనాలను కలిగి ఉంటుంది.

ప్రకృతితో కనెక్ట్ అవ్వడానికి అనేక మార్గాలు ఉన్నాయి. మీరు పార్కులో నడవడం, అడవిలో ట్రెక్కింగ్ చేయడం, లేదా సముద్ర తీరంలో విశ్రాంతి తీసుకోవడం వంటివి చేయవచ్చు. మీరు మీ ఇంటిలో కూడా ప్రకృతిని తీసుకురావచ్చు, ఉదాహరణకు, మొక్కలను పెంచడం లేదా సహజ గుర్తుగా ఒక రాయి లేదా పక్షి ఈకను ఉంచడం ద్వారా.

ప్రకృతితో కనెక్ట్ అవ్వడం వల్ల కలిగే కొన్ని ప్రయోజనాలు ఇక్కడ ఉన్నాయి:

- ఒత్తిడిని తగ్గించడంలో సహాయపడుతుంది: ప్రకృతిలో సమయం గడపడం మీ శరీరంలో ఒత్తిడి హార్మోన్ల స్థాయిలను తగ్గించడంలో సహాయపడుతుంది.
- మీ మానసిక ఆరోగ్యాన్ని మెరుగుపరుస్తుంది: ప్రకృతిలో సమయం గడపడం మీ భావోద్వేగాలను నిర్వహించడంలో మరియు మీరు మరింత సంతోషంగా మరియు సంతృప్తికరంగా ఉండటంలో సహాయపడుతుంది.

- మీ శారీరక ఆరోగ్యాన్ని మెరుగుపరుస్తుంది: ప్రకృతిలో సమయం గడపడం మీ రోగనిరోధక శక్తిని పెంచడంలో మరియు మీ నిద్రను మెరుగుపరచడంలో సహాయపడుతుంది.

ప్రకృతితో కనెక్ట్ అవ్వడం మరియు దాని అందాన్ని అభినందించడం అనేది మన జీవితంలో ఒక ముఖ్యమైన అంశం. ఇది మనకు ఆరోగ్యం, సంక్షేమం మరియు సంపూర్ణతను కలిగిస్తుంది.

ప్రకృతితో కనెక్ట్ అవ్వడానికి కొన్ని చిట్కాలు ఇక్కడ ఉన్నాయి:

- వారానికి కనీసం రెండుసార్లు ప్రకృతిలో సమయం గడపండి.
- మీరు ఉన్న ప్రదేశం యొక్క ప్రకృతిని గమనించండి.
- ప్రకృతిలో మీ భావాలను గుర్తించండి.
- ప్రకృతిని మీతో కలిసి తీసుకెళ్లండి, ఉదాహరణకు, మొక్కలను పెంచడం లేదా సహజ గుర్తును ఉంచడం ద్వారా.

Chapter 7: Embracing Your Radiant Self

అధ్యాయం 7: కాంతివంతమైన మీ స్వీయకృతిని స్వీకరించడం

మీ ప్రయాణంలో సాధించిన విజయాలు మరియు పురోగతిని జరుపుకోవడం

మన జీవితంలో మనం అనేక విజయాలు మరియు పురోగతిని సాధిస్తాము. అయితే, మనం వాటిని తరచుగా గుర్తించకపోవచ్చు లేదా వాటిని జరుపుకోవడానికి సమయం కేటాయించకపోవచ్చు. విజయాలు మరియు పురోగతిని జరుపుకోవడం చాలా ముఖ్యం, ఎందుకంటే ఇది మనకు స్ఫూర్తిని ఇస్తుంది మరియు మనం ముందుకు సాగాలని ప్రేరేపిస్తుంది.

విజయాలు మరియు పురోగతిని జరుపుకోవడానికి అనేక మార్గాలు ఉన్నాయి. మీరు క్రింది వాటిని ప్రయత్నించవచ్చు:

- మీరు సాధించిన విజయాలను మరియు పురోగతిని గుర్తించండి. మీరు ఒక పెద్ద లక్ష్యాన్ని సాధించారా? మీరు ఒక కష్టమైన పనిని పూర్తి చేశారా? మీరు మీ లక్ష్యాలను మరింత దగ్గరగా వచ్చారా? మీరు సాధించిన ఏదైనా గొప్ప విషయాన్ని గుర్తించండి.
- మీ విజయాలను జరుపుకోవడానికి సమయం కేటాయించండి. మీరు ఒక చిన్న పార్టీని నిర్వహించవచ్చు, మీరు ప్రియమైనవారితో సమయం గడపవచ్చు, లేదా మీరు కేవలం మీ విజయాలను మీకు గుర్తు చేయడానికి కొన్ని నిమిషాల పాటు ఒంటరిగా గడపవచ్చు.

మీ విజయాలను ఇతరులతో పంచుకోండి. మీరు మీ విజయాల గురించి మీ స్నేహితులు, కుటుంబం లేదా సహోద్యోగులతో మాట్లాడవచ్చు. ఇతరులతో మీ విజయాలను పంచుకోవడం మీకు గర్వాన్ని ఇస్తుంది మరియు మీరు మరింత సానుకూలంగా భావించడంలో సహాయపడుతుంది.

దయ మరియు సానుభూతి ద్వారా మీ అంతర్గత కాంతిని ఇతరులతో పంచుకోవడం

దయ మరియు సానుభూతి అనేవి మానవులకు సహజంగా ఉండే గుణాలు. అవి మనకు మరియు మన చుట్టూ ఉన్న ప్రపంచానికి శక్తిని ఇస్తాయి. దయ మరియు సానుభూతి ద్వారా, మనం మన అంతర్గత కాంతిని ఇతరులతో పంచుకోవచ్చు మరియు ప్రపంచాన్ని మరింత మంచి ప్రదేశంగా మార్చవచ్చు.

దయ అనేది మనం ఇతరులను గౌరవించడం మరియు వారి భావాలను పరిగణనలోకి తీసుకోవడం. ఇది ఇతరులకు సహాయం చేయడానికి మనకు ప్రేరణ ఇస్తుంది. సానుభూతి అనేది మనం ఇతరుల భావాలను అర్థం చేసుకోవడం మరియు వారితో కనెక్ట్ అవ్వడం. ఇది ఇతరులను మరింత బాగా అర్థం చేసుకోవడానికి మరియు వారితో మరింత సహృదయపూర్వకంగా ఉండటానికి మనకు సహాయపడుతుంది.

దయ మరియు సానుభూతి ద్వారా, మనం ఇతరులకు అనేక విధాలుగా సహాయం చేయవచ్చు. మనం మన సమయాన్ని, నైపుణ్యాలను లేదా వనరులను ఇవ్వవచ్చు. మనం మంచి చేయడానికి చిన్న పనులను కూడా చేయవచ్చు, ఉదాహరణకు ఒక వ్యక్తికి ద్వారం తెరవడం లేదా ఒక వ్యక్తికి సహాయం చేయడానికి ఆఫర్ చేయడం.

దయ మరియు సానుభూతి ద్వారా, మనం ప్రపంచాన్ని మరింత మంచి ప్రదేశంగా మార్చవచ్చు. మనం ఇతరులకు ఆశను ఇవ్వవచ్చు మరియు వారి జీవితాలను మెరుగుపరచవచ్చు. మనం ఒకరినొకరు

అనుసంధానించడంలో మరియు మన ప్రపంచాన్ని మరింత సానుకూలమైన ప్రదేశంగా మార్చడంలో సహాయపడవచ్చు.

దయ మరియు సానుభూతిని పెంపొందించడానికి కొన్ని చిట్కాలు ఇక్కడ ఉన్నాయి:

మీరు ఇతరులకు సహాయం చేయడానికి ఎల్లప్పుడూ చూడండి. మీరు ఏమి చేయగలరో చూడండి మరియు మీ సమయం, నైపుణ్యాలను లేదా వనరులను ఇవ్వడానికి సిద్ధంగా ఉండండి.

ఇతరుల భావాలను అర్థం చేసుకోవడానికి ప్రయత్నించండి. వారి కోసం ఏమి ఉందో ఆలోచించండి మరియు వారి స్థానంలో ఉండటానికి ప్రయత్నించండి.

మీరు కలిగి ఉన్న దాని కోసం కృతజ్ఞంగా ఉండండి. మీకు ఉన్న దాని గురించి ఆలోచించండి మరియు మీరు దానిని ఇతరులతో పంచుకోవడానికి ఎలా చేయగలరో చూడండి.

ఇతరులను వారి స్వంత ప్రత్యేకమైన అందాన్ని స్వీకరించేలా ప్రేరేపించడం

ప్రతి ఒక్కరిలోనూ ప్రత్యేకమైన అందం ఉంది. ఇది వారి శారీరక లక్షణాలలో మాత్రమే కాకుండా, వారి వ్యక్తిత్వం, నైపుణ్యాలు మరియు సామర్థ్యాలలో కూడా ఉంటుంది. ఇతరులను వారి స్వంత ప్రత్యేకమైన అందాన్ని స్వీకరించేలా ప్రేరేపించడం చాలా ముఖ్యం.

ఇతరులను వారి స్వంత ప్రత్యేకమైన అందాన్ని స్వీకరించేలా ప్రేరేపించడానికి అనేక మార్గాలు ఉన్నాయి. మీరు క్రింది వాటిని ప్రయత్నించవచ్చు:

- వారిని ప్రశంసించండి. వారిని మీకు ఇష్టమైన విషయాల కోసం ప్రశంసించండి, అది వారి శారీరక లక్షణాలు, వారి వ్యక్తిత్వం లేదా వారి నైపుణ్యాలు అయినా.

- వారికి మద్దతు ఇవ్వండి. వారు వారి స్వంత అందాన్ని అంగీకరించడంలో ఇబ్బంది పడుతుంటే, వారికి మద్దతు ఇవ్వండి మరియు వారిని ప్రోత్సహించండి.

- వారికి ప్రేరణ ఇవ్వండి. వారి స్వంత అందం గురించి మంచి పుస్తకాలు లేదా వ్యాసాలను వారికి సూచించండి.

ఇతరులను వారి స్వంత ప్రత్యేకమైన అందాన్ని స్వీకరించేలా ప్రేరేపించడం అనేది ఒక శక్తివంతమైన చర్య. ఇది వారి జీవితాలను మరింత సానుకూలంగా మరియు సంతోషంగా మార్చగలదు.

ఇతరులను వారి స్వంత ప్రత్యేకమైన అందాన్ని స్వీకరించేలా ప్రేరేపించడానికి కొన్ని నిర్దిష్ట ఉదాహరణలు ఇక్కడ ఉన్నాయి:

- మీ స్నేహితురాలు తన శరీరాన్ని అసౌకర్యంగా భావిస్తే, ఆమెకు ఆమె శరీరం యొక్క అందాన్ని మరియు శక్తిని గుర్తు చేయండి.

- మీ కుటుంబ సభ్యుడు తన నైపుణ్యాలను తక్కువ అంచనా వేస్తే, వారి నైపుణ్యాలను గుర్తించండి మరియు వారిని ప్రోత్సహించండి.

- మీ సహోద్యోగి తన వ్యక్తిత్వాన్ని మార్చుకోవాలని కోరుకుంటే, వారి వ్యక్తిత్వాన్ని మీకు ఇష్టమైన విధంగా గుర్తించండి.

సానుకూల దృక్పథాన్ని కొనసాగించడం మరియు లోపల నుండి ప్రకాశించడం

సానుకూల దృక్పథం అనేది జీవితంలో విజయం సాధించడానికి ఒక ముఖ్యమైన అంశం. ఇది మనం ఎదుర్కొనే సవాళ్లను అధిగమించడంలో మరియు మన లక్ష్యాలను సాధించడంలో మనకు సహాయపడుతుంది.

సానుకూల దృక్పథాన్ని కొనసాగించడానికి అనేక మార్గాలు ఉన్నాయి. మీరు క్రింది వాటిని ప్రయత్నించవచ్చు:

- మీరు కృతజ్ఞంగా ఉండే విషయాలపై దృష్టి పెట్టండి. మీ జీవితంలో మీకు ఉన్న మంచి విషయాలను గుర్తించండి మరియు వాటిపై దృష్టి పెట్టండి.
- సానుకూల వ్యక్తులతో కాలక్షేపం చేయండి. మీరు సానుకూలంగా ఉండటానికి ప్రేరేపించే వ్యక్తులతో కాలక్షేపం చేయండి.
- సానుకూల పుస్తకాలు మరియు వ్యాసాలను చదవండి. సానుకూలత గురించి చదవడం మీకు సానుకూలంగా ఉండటానికి సహాయపడుతుంది.

సానుకూల దృక్పథం కలిగి ఉండటం వల్ల మన జీవితాలలో అనేక ప్రయోజనాలు ఉన్నాయి. ఇది మనకు:

- మరింత సంతోషంగా మరియు సంతృప్తిగా ఉండటానికి సహాయపడుతుంది.
- మన లక్ష్యాలను సాధించడానికి మరింత అవకాశాలను కల్పిస్తుంది.

మన ఆరోగ్యాన్ని మెరుగుపరుస్తుంది.

లోపల నుండి ప్రకాశించడం అనేది సానుకూల దృక్పథంతో పాటు వస్తుంది. ఇది మనం మన జీవితంలో సానుకూల శక్తిని వెదజల్లడానికి అనుమతిస్తుంది.

లోపల నుండి ప్రకాశించడానికి అనేక మార్గాలు ఉన్నాయి. మీరు క్రింది వాటిని ప్రయత్నించవచ్చు:

మీరు చేసే పనిలో మీకు ఆనందం ఉందని నిర్ధారించుకోండి. మీరు చేసే పనిలో మీకు ఆనందం ఉంటే, అది మీలో సానుకూల శక్తిని వెదజల్లడానికి సహాయపడుతుంది.

మీరు ఇతరులకు సహాయం చేయడానికి కాలాన్ని కేటాయించండి. ఇతరులకు సహాయం చేయడం మీకు సంతృప్తి మరియు సంతోషాన్ని ఇస్తుంది, ఇది లోపల నుండి ప్రకాశించడానికి సహాయపడుతుంది.

మీరు నమ్మే విషయాల కోసం నిలబడండి. మీరు నమ్మే విషయాల కోసం నిలబడటం మీకు శక్తి మరియు ధైర్యాన్ని ఇస్తుంది, ఇది లోపల నుండి ప్రకాశించడానికి సహాయపడుతుంది.

www.ingramcontent.com/pod-product-compliance
Ingram Content Group UK Ltd.
Pitfield, Milton Keynes, MK11 3LW, UK
UKHW022219230426
12048UKWH00016BA/950

9 788119 669653